BEI GRIN MACHT SICH IHR WISSEN BEZAHLT

AF144003

- Wir veröffentlichen Ihre Hausarbeit, Bachelor- und Masterarbeit

- Ihr eigenes eBook und Buch - weltweit in allen wichtigen Shops

- Verdienen Sie an jedem Verkauf

Jetzt bei www.GRIN.com hochladen und kostenlos publizieren

Kamil Wrona

Paternalismus und Patientenautonomie - Machtstrukturen in der Gesundheitsberatung

GRIN Verlag

Bibliografische Information der Deutschen Nationalbibliothek:

Die Deutsche Bibliothek verzeichnet diese Publikation in der Deutschen National-
bibliografie; detaillierte bibliografische Daten sind im Internet über http://dnb.d-
nb.de/ abrufbar.

Impressum:

Copyright © 2005 GRIN Verlag GmbH
Druck und Bindung: Books on Demand GmbH, Norderstedt Germany
ISBN: 978-3-640-85857-6

Dieses Buch bei GRIN:

http://www.grin.com/de/e-book/56862/paternalismus-und-patientenautonomie-
machtstrukturen-in-der-gesundheitsberatung

Fakultät für Gesundheitswissenschaften

Veranstaltung:

BHC32 – Strategien u. Methoden d. Gesundheitsberatung

an der

Universität Bielefeld

Wintersemester 2005/2006

Hausarbeit

Ausarbeitung:

Paternalismus und Patientenautonomie –

Machtstrukturen in der Gesundheitsberatung

Inhaltsverzeichnis

Einleitung

Einleitung

Wenn man über das Gesundheitssystem spricht, nimmt man unwillkürlich immer auch Bezug auf Dienstleister von Gesundheitsleistungen und deren Konsumenten. Im Kontext dieser Hausarbeit möchten wir auf der Ebene der Patienten etc. und Ärzte etc. verweilen und deren Beziehung zueinander darstellen. Dabei werden wir unseren Blick vor allem auf den so genannten „Paternalismus" und „Patientenautonomie" konzentrieren, welches in dem Kontext der „Arzt – Patient – Beziehung" immer zugegen ist. Dies werden wir im Verlauf dieser Hausarbeit anhand eines praktischen Beispieles versuchen zu analysieren. Die Problematik dabei ist, dass der Mensch in der Rolle des Patienten über lange Zeit fremdbestimmt war und damit keinerlei Souveränität im Behandlungsprozess etc. besaß. Nach Dierks et al. (2001) hat sich dies im Laufe der Zeit zum Vorteil des Patienten gewandelt, jedoch sind die alten Strukturen immer noch gegenwärtig. Um einen kleinen Einstieg in die Thematik zu liefern, möchten wir noch eine kurze Definition zum Begriff „Paternalismus" darstellen:

„Der Begriff Paternalismus entstammt der lateinischen Sprache (pater = vater). Damit wird eine Herrschaftsordnung beschrieben, die im außerfamiliären Bereich ihre Autorität und Herrschaftslegitimierung auf eine vormundschaftliche Beziehung zwischen Herrscher/Herrschern und den Herrschaftsunterworfenen begründet. Als paternalistisch wird eine Handlung bezeichnet, wenn sie gegen den Willen aber auf das Wohl eines anderen gerichtet ist. (...)" [1]

Diese Hausarbeit beruht, so weit nicht anders gekennzeichnet, auf den in der Veranstaltung BHC32 im Wintersemester 2005/2006 von Fr. Dr. Peters und Fr. Tiesmeyer, MPH und den Studenten erarbeiteten Inhalten. Dabei versichern wir, dass diese Hausarbeit zu gleichen Anteilen von uns bearbeitet worden ist, alle wörtlichen Zitate als solche gekennzeichnet wurden und alle relevanten Literaturangaben vorhanden sind.

---

[1] Online – Enzyklopädie, „www.wikipedia.de": „Paternalismus". Online im Internet: WWW: http://de.wikipedia.org/wiki/Paternalismus (15.02.2006)

4

1. Paternalismus im Gesundheitswesen

Der Mensch tritt im Gesundheitswesen in zweierlei Rollendefinitionen auf. Zum einen ist er der Kranke, Patient oder Hilfesuchende und zum anderen ist er der Berater, Arzt oder Helfer, der durch eine erlernte Heilkunst seine Hilfe in Gesundheitsfragen anbieten kann. Dabei muss sich der Hilfesuchende auf das umfangreiche Wissen des Professionellen verlassen können und darf in diesem Zusammenhang auch davon ausgehen, dass dieses Wissen i. d. R. das eigene um Weiten übertrifft. Auch darf hierbei davon ausgegangen werden, dass der Professionelle mit dem Hintergrund des ärztlichen Berufsethos immer im Wohlwollen des Patienten entscheidet und arbeitet. Dies bietet aber auch den Gesamteindruck, dass der Hilfesuchende im Behandlungsprozess keinerlei Autonomie besitzt und sich somit vollständig unter Fremdbestimmtheit bzw. Heteronomie im Sinne der Willensfreiheit befindet. Solch eine Schlussfolgerung ergibt sich dadurch, dass der Patient, wenn er denn autonom handelnd wäre, keinerlei Hilfe in Anspruch zu nehmen bräuchte bzw. in allen Fragen und Aspekten mitreden könnte. Dies würde dazu führen, dass er im Heilungsprozess nicht mehr „unterworfen" wäre. Dabei muss allerdings darauf hingewiesen werden, dass Heteronomie auch selbst gewählt sein kann und nicht immer auf einen eingeschränkten Wissensstand zurückzuführen ist. Die Mehrzahl der Hilfesuchenden begibt sich oftmals in einen eigens von Ihnen gewählten Heteronomie – Status, da es oft leichter erscheint unter Fremdbestimmung zu stehen, als autonom zu handeln. Letzteres würde nämlich voraussetzen, dass sich der Hilfesuchende zunächst selbst mit seiner Problematik auseinandersetzen müsste, welches oftmals umgangen wird, da man gern auf andere vertraut (vgl. Dierks et al., 2001). Schon der deutsche Philosoph Immanuel Kant beschreibt diese Problematik der Heteronomie in seiner „Definition über die Aufklärung", wenn auch in einem anderen Zusammenhang. Hier heißt es u. a. wie folgt:

„(...) Unmündigkeit ist das Unvermögen, sich seines Verstandes ohne Leitung eines anderen zu bedienen. (...) Es ist so bequem, unmündig zu sein. (...) so brauche ich mich ja nicht selbst zu bemühen. (...)" [2]

---

[2] Kant, I. (1784): Was ist Aufklärung. Online im Internet: WWW: http://www.textlog.de/2335.html (13.03.2006)

Ohne dies zu diesem Zeitpunkt weiterführend kommentieren zu wollen, möchten wir dennoch darauf hinweisen, dass wir genau hierzu noch zu einem späteren Zeitpunkt Bezug nehmen werden. Im Vordergrund sollte jetzt nämlich der Paternalismus in seiner geschichtlichen Entwicklung und die daraus resultierende Patientensouveränität bzw. Autonomie stehen.

1.1 Historischer Hintergrund

„Historisch gesehen ist die älteste Rollendefinition zwischen Professionellen im Gesundheitswesen (...) im „benevolenten Paternalismus" zu sehen." [3]

„Bene" stammt aus dem Lateinischen und bedeutet „gut". Die älteste Rollendefinition zwischen Arzt und Patient beschreibt also einen „gut gemeinten-" bzw. „wohlwollenden – Paternalismus". Wohlwollend sei dieser, da der Arzt mit dem Hintergrund seines umfangreichen Wissens immer nur das Beste für seinen Patienten wollen sollte. Diese älteste Rollendefinition hatte bis in die 60er Jahre Einhalt und wurde in den 70ern zumindest in der Theorie von einem partnerschaftlichen Modell abgelöst (vgl. Dierks et al., 2001).

„Der Patient wird dazu befähigt, bei medizinischen Entscheidungen als gleich-berechtigter Partner (koproduzierender Konsument) aktiv zu partizipieren." [4]

Abgelöst von einem partnerschaftlichen Model wurde diese einseitig verlaufende Interaktion nur in der Theorie, da es für Ärzte selbst undenkbar zu sein schien ihre omnipotente Rolle aufzugeben und sich ggf. seinem Patienten unterordnen zu müssen. Daher ist es in diesem Zusammenhang vom besonderer Wichtigkeit zu erwähnen, dass die Heteronomie in der Arzt – Patient – Beziehung nicht wie geglaubt überwunden wurde, sondern sich nach einer These von Schneiderman et al. (1993) und Feuerstein & Kuhlmann (1999) in eine neue Form des Paternalismus gewandelt hat. Diese neue Form kann als „Neo – Paternalismus" beschrieben werden und beschreibt u. a. die Tatsache, dass die Entscheidung eines Patienten immer auch von der Information beeinflusst sei, die der Arzt einen zukommen lässt. Außerdem ist anzunehmen, dass sich ein „leidender" Hilfesuchender nach einer Person sehnt, die ihm die Last und Entscheidungen abnimmt, anstatt, dass sich der Patient selbst über seinen Zustand

---

[3] Dierks, Marie-Luise et al. (2001): Patientensouveränität. Der autonome Patient im Mittelpunkt. Arbeitsbericht Nr.195. August 2001, S. 7

[4] H. Faller (2003), Heft 64: Empowerment als Ziel der Patientenschulung. Online im Internet: WWW http://www.pabst-publishers.de/Psychologie/psyzeit/pkvr/2003-4/artikel_05.htm

Gedanken macht, übergibt er seine Last. Es kommt in diesem Zusammenhang immer darauf an, was der Patient erwartet und in wie Fern er sich dazu bereit erklärt eine autonome Rolle in der Arzt – Patienten Beziehung einzunehmen oder ob man nicht aus eigenem Willen heraus lieber darauf verzichtet und somit unmündig bleibt. Die Möglichkeit ist heutzutage jedenfalls vorhanden, sich für einen dieser beiden Wege zu entscheiden (vgl. Dierks et al., 2001).

1.2 Paternalismus vs. Patientenautonomie

„Bei der Erbringung personenbezogener Dienstleistungen lassen sich angestrebte Ergebnisse zumeist nicht ohne, auch nicht gegen, sondern nur gemeinsam mit dem Konsumenten erreichen." [5]

Dieses Zitat von Badura et al. (1996) deutet auf die immer wichtiger werdende, souveräne Rolle des Patienten im Arzt – Patienten – Verhältnis hin. Eine solche Betonung der individuellen Autonomie hat sich insbesondere in den letzten 30 Jahren vollzogen. Man kam also vom einseitigen Denken ab und begriff sogar, dass Ärzte nicht die alleinigen Faktoren im Heilungsprozess eines Bedürftigen darstellen, sondern dass nur mit einer guten Zusammenarbeit auch der erwünschte Heilungsgrad erreicht werden kann. Dabei entstand u. a. das Konzept des „Shared – Decision – Making". Es beschreibt eine Kommunikationsstrategie, die den Patienten ganzheitlich in den Entscheidungsprozess einfließen lässt, welches zu einer beidseitig verbesserten Wissensbasis und besseren Nutzung vorhandener Ressourcen führt. Letzteres setzt allerdings einen breiteren medizinischen Sachverstand des Patienten voraus, als je zuvor. Denn ohne einen souveränen Auftritt, wird der Patient wohl kaum vom Arzt als autonom handelnd angesehen werden. Dieses hängt wiederum oftmals vom sozialen Kontext (Schicht, Bildung, Finanzen etc.) und dem Krankheitszustand des Patienten ab. Studien ergaben, dass besonders bei wichtigen Entscheidungen (bei einem akuten Krankheitsbild z.B.) ein gesteigertes Bedürfnis nach Teilhabe besteht (vgl. Dierks et al., 2001).

---

[5] Badura et al., 1996

Zusammenfassend kann gesagt werden, dass die Rolle des Patienten nicht mehr als unmündig verstanden wird. Die Möglichkeit des selbstbestimmten Handels ist geschaffen worden und kann damit auch zu einem verbesserten Heilungsprozess führen. Doch nahmen nicht alle ihre neu gewonnene Autonomie so in Anspruch, wie es vielleicht wünschenswert wäre. Viele verlassen sich lieber auf das Wissen des Professionellen und haben teilweise auch nicht das nötige Wissen oder Selbstbewusstsein mitzureden. Dazu muss allerdings auch gesagt werden, dass sich nur die wenigstens präventiv informieren wollen. Dies gilt es zu verändern.

Im Folgenden möchten wir, nachdem wir zunächst das Beratungsgespräch an sich, wie es optimal verlaufen soll, vorstellen werden, anhand eines Fallbeispiels die Rolle von Professionellem und Hilfesuchenden analysieren.

2. Beratung im Gesundheitswesen – Paternalismus oder Patientenautonomie

Im Normalfall ist ein Aufsuchen eines Professionellen im Zusammenhang mit einer gesundheitlichen Einschränkung eines Hilfesuchenden damit verbunden, dass zwischen Arzt und Patient ein Beratungsgespräch stattfindet. Doch wird ein Beratungsgespräch nicht immer und überall gleichermaßen vollzogen. Oftmals hat der Berater zu wenig Zeit sich um seinen Patienten zu kümmern, ein anderes Mal beharrt der Arzt auf seiner paternalistischen Rolle. Aber auch das Gegenteil kann der Fall sein. Jedoch gilt es hier zunächst aufzuzeigen, wie ein sinngemäßes Beratungsgespräch ausfallen sollte, welche Anforderungen eine Beratung mit sich bringt, was ein Beratungsprozess überhaupt ist.

2.1 Das Beratungsgespräch

Beratung kann nach Behnke, Demmler & Unterhuber (2001) als Prozess verstanden werden, bei welchem der Konsument in die Lage versetzt wird bei der Inanspruchnahme einer Leistung durch beispielsweise kritische Auseinandersetzung mitzuwirken. Dabei soll dem Kunden die Möglichkeit durch ausreichende Information und Beratung geben werden, bei der Befriedigung seiner Gesundheitsbedürfnisse mitentscheiden zu können. Dies bedeutet also, dass der Patient autonom handeln soll und muss, will er einen optimalen Gesundheitsstatus erlangen und nicht der „Willkür" seines Gegenübers ausgesetzt sein, auch wenn dies immer im Guten geschieht. Doch gibt es wie schon erwähnt oftmals Hindernisse, die der Patient zu nehmen hat und in diesem Zusammenhang nicht immer bereit ist, dieses auf sich zu nehmen (Bildung, sozialer Status, Desinteresse, Faulheit etc.). Aber auch der Berater muss lernen den Patienten als autonom, handelndes Individuum anzusehen, welches nicht unbedingt immer heteronom behandelt werden möchte und Verantwortung abgeben will, sondern durchaus auch Mitspracherecht besitzt und dieses anwenden kann, oftmals aber nicht dazu kommt, weil sein Gegenüber (der Berater) auf seiner omnipotenten Rolle beharrt. Jedoch ist der Patient sein eigener Experte in Sachen subjektiver Wahrnehmung seines Leidens und sollte daher unter keinen Umständen darauf verzichten autonom aufzutreten. Hierzu gibt es viele wertvolle Anregungen für Professionelle zu einem besseren Umgang mit Ihren Patienten. Letzteres wollen wir zunächst kurz in Form einer Tabelle zusammentragen und zumindest in der Theorie konstatieren. Wir wollen dabei den Blick langsam auf die Praxis führen und das Machverhältnis in der Arzt – Patienten – Beziehung der heutigen Zeit darstellen.

Phasen des Beratungsgesprächs
Phase 1: Beziehungsaufbau
Phase 2: Identifizierung von Fragestellung und Problem
Phase 3: Zielformulierung
Phase 4: Lösung entwickeln
Phase 5: Vereinbarungen treffen

Tab. 1. „Phasen einer Beratung"

Diese fünf Phasen, welche in einem Beratungsprozess Anwendung finden sollten, sind je nach Situation voll, kaum oder gar nicht zu erfüllen. Dabei kommt es weniger darauf an, ob sich der Hilfesuchende bewusst ist, dass er im Beratungsprozess nicht mehr fremdbestimmt sein muss, sondern es kommt dabei eher auf die Form der Beratung an. Unserer Ansicht nach muss dabei danach unterschieden werden, ob der Patient nun zu einem Heilpraktiker geht oder einen Allgemein – Mediziner in seiner Praxis aufsucht. Ob der Patient sich einen Psychologen anvertraut oder in die Notfallklinik eingeliefert. wird. Je nach Situation findet man das Einhalten solcher Phasen wieder oder auch nicht. Heutzutage ist es nämlich immer noch so, dass sich der Allgemein – Mediziner auf seiner paternalistischen Rolle ausruht und vor allem auch zu wenig Zeit für den Patienten hat, so dass es kaum zu einem nützlichen Beratungsgespräch kommt. Während der Psychologe versucht eine Beziehung zu seinem Patienten aufzubauen und sich Zeit nimmt. Paternalismus und Patientenautonomie hängen also auch davon ab, wie sich das alltägliche Geschäft eines Professionellen gestaltet. So dass in der Sparte der Schulmedizin oftmals Paternalismus vorzufinden ist, während zum Beispiel die Sparte der Heilpraktiker mehr Zeit aufwenden und den Patienten autonom handeln lassen. Es kommt also nicht nur darauf an, ob und wie der Patient dazu in der Lage ist oder in die Lage gebracht wir, autonom zu handeln, und ob der Arzt es in diesem Zusammenhang zulässt. Es kommt auch darauf an, ob es die äußeren Umstände zulassen. Im Wandel der Zeit mag sich das Verhältnis zwischen Arzt und Patient hinsichtlich der Machtstruktur zu Gunsten des Patienten verbessert haben, dennoch haben sich die Äußeren Umstände (z.B. Zeit, Konkurrenzdruck) nicht vorteilhaft gewandelt, so dass die Selbstbestimmung auch hier oftmals nur in der Theorie als möglich erscheint.

Unsere Ansicht stützen wir u. a. auf das folgende Zitat:

„(...) *Warum das in der Medizin oft anders ist, hat viele Gründe. Medizinische Beratungs- und Aufklärungsgespräche stehen oft unter Zeitdruck, beschränken sich auf das Notwendigste - oder noch weniger. Nicht immer hat der Patient die Möglichkeit, die Fragen zu formulieren und zu stellen, die ihm wichtig sind. Meist sprechen Ärzte eine fremde Sprache. In Ordnung ist das keineswegs: Wer zum Arzt geht und sich für einen medizinischen Eingriff entscheidet - welcher Art auch immer - muss umfassend über Risiken, Komplikationen und Alternativen aufgeklärt werden. Ausnahmen: Es handelt sich um einen Notfall und dem Betroffenen geht es so schlecht, dass er nicht entscheiden kann - oder der Patient verzichtet bewusst auf eine Aufklärung, was dann dokumentiert werden muss. (...)*" [6]

---

[6] ARD, Ratgeber – Gesundheit: „Arzt – Patienten – Gespräch".
Online im Internet: WWW: http://www.br-online.de/daserste/ratgeber/archiv_2002/20021019_2.shtml
(15.03.2006)

2.2 Fallanalyse

Bevor wir hier mit unserer Fallanalyse beginnen, möchten wir erwähnen, dass wir erstens im Internet und zweitens in verschiedensten Lektüren keine passenden Fallbeispiele gefunden haben. Daher haben wir uns entschieden, selbst zu einem Arzt zu gehen und zu analysieren, wie dieser während des Beratungsgespräches mit uns umgeht. In beiden Fällen war der Verlauf ähnlich und bestätigte zu einem großen Teil unsere Erwartungen bzw. Befürchtungen.

In beiden Fällen beklagten wir zwei, als „Patienten", über länger andauernde Kopfschmerzen.

Verlauf des Beratungsgesprächs des Patienten A) :
Die Versuchsperson wurde nach Begrüßung mit den Worten : „Na, wie geht es denn dem jungen Herrn?" dazu aufgefordert, Beschwerdesymptome aufzuführen. Der Arzt schien die Ausführung der Person nicht sonderlich zu beeindrucken, da er relativ schnell das Problem „herunterreden" zu begann, indem er erwähnte dass Kopfschmerzen viele Ursachen haben können und in diesem Fall wahrscheinlich

Kurz gefasst wurden wir beide sofort aufgefordert, unsere körperlichen Gebrechen und Symptome aufzuführen, gegebenenfalls auch noch einen gewissen Krankheitsverlauf zu erwähnen, was allerdings nur einmal der Fall war. Danach wurden wir sofort (oberflächlich) untersucht und in einem Fall wurde sofort ein Rezept ausgestellt, im anderen Fall wurde lediglich vorgeschlagen, noch ein paar Tage abzuwarten, und falls keine Besserung eintritt, noch einmal zu kommen.

Literaturverzeichnis

Dierks, Marie-Luise et al. (2001): Patientensouveränität. Der autonome Patient im Mittelpunkt. Arbeitsbericht Nr.195. August 2001, S. 5 – 14.

Internetquellen

ARD, Ratgeber – Gesundheit: „Arzt – Patienten – Gespräch".
Online im Internet: WWW: http://www.br-online.de/daserste/ratgeber/archiv_2002/20021019_2.shtml (Stand 15.03.2006)

H. Faller (2003), Heft 64: „Empowerment als Ziel der Patientenschulung".
Online im Internet: WWW: http://www.pabst-publishers.de/Psychologie/psyzeit/pkvr/2003-4/artikel_05.htm (Stand 15.03.2006)

Kant, I. (1784):"Was ist Aufklärung".
Online im Internet: WWW: http://www.textlog.de/2335.html (Stand 13.03.2006)

Online – Enzyklopädie, „www.wikipedia.de": „Paternalismus".
Online im Internet: WWW: http://de.wikipedia.org/wiki/Paternalismus (Stand 15.02.2006)